临床内科临证经典丛书

总主编 田思胜 裴颢

医学传灯（校注版）

清·陈岐◎撰
尹桂平◎校注

中国健康传媒集团
中国医药科技出版社

内容提要

　　《医学传灯》，综合性医著，清初医家陈岐撰。全书分上、下两卷，论述 30 余种常见内科杂病的证治。是书综合历代名医之卓越见解，且结合陈氏 30 余年临床经验，"其书似平淡无奇，而千变万化总不出其范围"，理论与临床紧密结合，辨证、立法、选方、用药均悉归易简。《医学传灯》切于临床实用，对中医临床医生有较大的参考价值。

图书在版编目（CIP）数据

　　医学传灯：校注版／（清）陈岐撰；尹桂平校注 . —北京：中国医药科技出版社，2024.7

　　（中医内科临证经典丛书／田思胜，裴颢总主编）

　　ISBN 978 - 7 - 5214 - 4601 - 2

　　Ⅰ.①医… Ⅱ.①陈… ②尹… Ⅲ.①中医临床 - 经验 - 中国 - 清代 Ⅳ.①R249.49

　　中国国家版本馆 CIP 数据核字（2024）第 090961 号

美术编辑　陈君杞
版式设计　南博文化

出版　**中国健康传媒集团**｜中国医药科技出版社
地址　北京市海淀区文慧园北路甲 22 号
邮编　100082
电话　发行：010 - 62227427　　邮购：010 - 62236938
网址　www.cmstp.com
规格　880 × 1230mm $^1/_{32}$
印张　3
字数　55 千字
版次　2024 年 7 月第 1 版
印次　2024 年 7 月第 1 次印刷
印刷　北京侨友印刷有限公司
经销　全国各地新华书店
书号　ISBN 978 - 7 - 5214 - 4601 - 2
定价　**15.00 元**

获取新书信息、投稿、为图书纠错，请扫码联系我们。

　　在中医的历史长河中，历代医家留下了数以万计的中医古籍，这些古籍蕴藏着历代医家的思想智慧和实践经验，熟读精研中医古籍是当代中医继承、创新的根基。新中国成立以来，中医界对古籍整理工作十分重视，在经典中医古籍的校勘注释、整理等方面取得了显著成果，这些工作在帮助读者读懂原文方面起到了重要作用。但是，中医古籍数量繁多，从目前对古籍的整理来看，各科中医古籍大多较为散在，主要包含在较大的古籍整理类丛书中，相关专业的师生和临床医生查找起来多有不便。为此，我们根据当今中医学的学科建制，选取较为实用的经典著作按学科分类，可省去相关专业师生和临床医生在浩如烟海的古籍中查找选取的时间，也方便他们对同一学科的古籍进行系统的学习和研究。

　　本套丛书遴选了15种中医内科经典古籍，包括《内外伤辨惑论》《血证论》《内科摘要》《症因脉治》《证治汇补》《证治百问》《医学传灯》《脾胃论》《痰火点雪》《理虚元鉴》《金匮翼》《活法机要》《慎柔五书》《医学发明》《医醇賸义》。

本次校注出版突出以下特点：①遴选底本，保证质量。每种医籍均由专家甄选善本，考据校正，细勘精审，力求原文优质准确。②字斟句酌，精心校注。校注专家精心揣摩，析疑惑谬误之处，解疑难混沌之点，对古籍的版本迥异、疑难字句进行释义。③文前说明，提要钩玄。每本古籍文前皆作校注说明，介绍古籍作者生平、学术特点、成书背景等，主旨精论，纲举目张，以启迪读者。

希望本丛书的出版能为中医学子及临床工作者研读中医经典提供有力的支持。

中国医药科技出版社

2024 年 6 月

校注说明

　　《医学传灯》为清代陈岐所撰。陈岐，字德求，清初医家，博览上至神农、黄帝，下至明清以前名家之作，深究医理，且重视临证实践，行医30年后，将古今医学之奥妙融入医学经验，撰成此书。全书分上、下两卷，论述30余种常见内科杂病的证治。本书理论与临床紧密结合，辨证、立法、选方、用药均悉归易简，是一部通俗易懂的内科杂病读本，切于临床实用。因种种原因，《医学传灯》成书后未能刊刻出版，所以流传不广。后原抄本被程林（字云来）收藏，得以现世。本次整理以1985年上海科学技术出版社出版的《珍本医书集成》本为底本，校注说明如下。

　　1. 书中的繁体字、异体字、俗写字等均径改为现代通用简体字。

　　2. 生僻字、词，出注注音，释义。

3. 为方便阅读，有书名或名家简称者，出注说明。

由于学术所限，不足之处在所难免，还望读者不吝指正。

校注者

2024 年 3 月

| 自叙 |

医者，意也。以我之意，揣病之情，始终洞悉，然后可以为医。但天下之意有有本之意，有无本之意。无本者，师心自用，未尝有所闻见，妄而不可为训也。有本者，得之师资，鉴之往昔。论一症，订一方，皆有上下千古之识，不敢以己意为臆逆也。然而几此亦甚难矣。晋朝以前，司是术者，类皆缙绅先生，苦心济世，精言微论，卓有可观。后世用为糊口之术，文人学士，概不与焉。脉理方论，已自不工，而又当兵火之后，医经残缺，凑合成书。其中虽有可采之说，精奥难解，不可从者十之六七。若非临症参考，将何去而何从乎！

予不敏，忝生名阀，当以书香为急，不幸稚年失怙，叠罹水患，不能沉心于举业。一生虚度，何以告无罪于祖宗。然而择术于医，固为温饱之计，而删述纂修之功，固当亦有责焉。于是访投明师，讲习数年。其所获者，医学之规矩已耳，法律已耳，临症不无少隔。因思孟子有云：大匠诲人，能与人规矩，不能使人巧。孔子曰：吾道一以贯之，是知学道之功，始而求其中规，继而求其能贯也。然中规之学在乎师，而能贯之功则在乎我。不博无以为约，不约无以为贯。遍览群书，上而神农、轩岐①、张、朱、李、刘，下而《医统》《准绳》、薛氏②之十六种，以及《指掌》《医鉴》，无不细加详阅。究之相同者多，互异者少。宜遵者不过约略数言，纂集成编，尽可塞责。其中隐而未发之义，因此悟彼之妙，犹未之知也。

先辈云：熟读王叔和，不如见症多。三十年来，阅历既烦，有一症，必有一症之理。以理思症，以症合理，方敢下手调治。又于今医之中，一长可取者，虚心访问，一一笔诸笥中。悠而游焉，渐积而久焉。古今之妙义，始得融会于吾心。不揣庸陋，妄蹈作述之咎，更订十数余次，苦志成书。将古今奥妙，深入而浅出，言近而指远。高才视之，鲜不以为迂。然而病机之源流，治法之初终，俱莫遁乎是矣。非敢曰医囊无底，可于是集而大备也。但理路既明，由此扩而充之，其入于精微之地，岂有他哉。

---

① 轩岐：黄帝轩辕氏与其臣岐伯的并称。他们被视作中国医药的始祖。
② 薛氏：即薛己，明代著名医学家。

予之气禀甚怯，天鉴下民，加我数年，再将《伤寒》《女科》《素》《难》《本草》终其注释之事，则天祖之生我不虚耳。斯道之行废，又何足论乎！

时康熙庚辰菊月尚友斋陈岐德求氏自识

目录

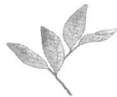

卷

上

～ 脾 胃 ～

人之有脾胃，犹地之有土也。万物生化于土，而人之五脏六腑、大经小络，以及皮肉筋骨，无不资生于脾胃，一身之要物也。盖命门真火乃父之精气，附于两肾之间。未有此身，先有此气。出于天成，不假人为，所以谓之先天。若夫脾胃之气，饮食五味，变生五气，以奉生身，全借人为，后天之气也。饮食虽能养人，亦能害人。欲求长生者，全要饮食节制，为却病之良方。饮食之所以养人者，原取其气，不取其味。因谷味甘淡，故假五味以引之，然亦不可偏嗜。辛味归肺，肺盛则金来克木，肝血不生。甘味归脾，脾盛则土来克水，肾精消散。苦味归心，心盛则火来克金，肺气虚耗。酸味归肝，肝盛则木来克土，脾气亏损。咸味归肾，肾盛则水来克火，心血不足。今人烹炮一物，必备五味，全是不欲偏胜之意。惟肾水多有不足，故咸物独多，然亦不可偏胜也。云来按：若味过于辛，且能伤肺耗气损阴。味过于甘，且能壅气，生痰满中。味过于苦，且能伤脾胃而动燥火。味过于酸，且能挛筋槁骨，枯肌伤肺。味过于咸，且能伤血损肺。再评此按，发原本所未发。

　　每日饭食，只宜八分，不可尽量。凡遇外有茶水，家食即当减去一次。每见恣意饮食之人，非不节制，一至食当其前，不觉食指之欲动。此嗜欲之性，人所不自禁者也。百病之因，俱由饮食伤脾而起，吾辈终岁用药，补益者少，消导者不计其数，宁非嗜欲之自戕乎！日进饮食，必须碎咬细啮，徐徐咽下，方不伤脾。食后慢行百步，用手搓磨其腹，庶几饮食可消。最忌食后就寝，耳无所闻，脾即不磨，肺气又不为之四布，惟有郁结成病而已。至于夜食尤当摒绝。自平旦以至日中，胃气行阳二十五度，饮食易消。日中以至合夜，胃气行阴二十五度，饮食难消。释教过午不食，其亦卫生之大则钦。更有病后虚人，元气未复，脾气不能胜谷气，只须白粥调理，扶助元气。肥甘硬物，不但不能消化，且增其病，不可不察也。平日调理丸药，宜用滋阴健脾丸。盖肾主藏精，其所以生精生血者，全赖饮食生化而输归于肾。脾胃一强，精血自足。张洁古云：补肾不如补脾，旨哉言乎！六味地黄丸一方，其性孤阴，但可降火，不能生精。苟非阴虚有火者，必以健脾为主治也。脾胃虽能化物，而其所以化物者，实是下焦水火二气。命门火衰，釜底无薪，其何能熟？古方理中汤、八味地黄丸，皆知补火以生土也。至若水亏不能化物者，诸书毫未之及。肾司五液，入脾为涎。肾家阴虚有火，津液不足，脾土干燥，健运何施？予用归、芍、门冬，加入楂、曲等药，无不应也。然脾胃虽为要物，而先天命门又为一身之至宝，节房欲，慎劳苦，戒远行，其亦保养先天之一法欤。

滋阴健脾丸

人参二两　麦冬三两　五味一两　白术三两　白茯①二两
甘草一两　山药三两　石斛一两　陈皮一两　山楂三两

古方健脾丸，乃纯阳之品。脾虚有寒者宜之。若中宫有火，不能化物者，此方极妙。

益气健脾汤

人参　白术　白茯　甘草　陈皮　半夏　山楂　神曲
苡仁　泽泻

正气虚，饮食少，当以补药为君，消食为佐。若饮食多者，又以消食为君，补药为佐也。症非泄泻下痢，宜加当归。气虚甚者，加黄芪、炮姜。滞重者，加厚朴。

养血健脾汤

当归　白芍　麦冬　山楂　神曲　陈皮　泽泻　白茯
苡仁　桔梗

滞重加厚朴。

---

① 白茯：即白茯苓。下同。

_{新增}**戊癸汤**

破故纸① 人参 茯苓 鸡内金 生姜 菟丝子
白术 甘草 沙苑子 大枣

_{新增}**消食健脾丸**

枳实 白术 山楂 人参 神曲 鸡内金 麦芽
连翘

～ 伤 风 ～

风为阳邪，只伤三阳，不传三阴。由太阳而阳明，由阳明而少阳。亦有首尾只在一经者，非若伤寒之传三阴也。肺为华盖，内通膀胱而为气之主。所以太阳伤风，则肺亦咳。凡浑身酸痛，咽干眼胀，或鼻之两旁迎香穴痛，不必咳嗽，汗出然后为风也。治分有汗无汗，无汗为感冒，有汗为伤风。伤风之脉，浮细而缓，或前小后大。人身之中有卫气，有荣气，荣深而卫浅。风但伤卫，所以不可发表。发之，则汗多亡阳，或津液亏损，变生坏症。宜用参苏饮，微解其肌。仲景用稀粥以

---

① 破故纸：即补骨脂。下同。

助汗者，因解肌之药不能达表，故与粥以助之。若腹中有滞，此法又不宜用矣。解散之后，身热咳嗽者，此中伏有妙义。经云：外邪之入，必与内邪相合。伤风之人，平日有痰有火。火熏皮毛，腠理不密。风从火势，火借风威，互相鼓煽。不去其痰，屡痊屡发，无有已也。此痰伏于肺胃之间，胶黏固结，非半夏不可除，宜用苏杏二陈汤，内有杏仁油以润之，金沸咸以软之，庶几痰消而火降也。如耳中气闭，咳嗽口苦，邪传少阳胆经，宜用柴陈汤，亦加杏仁、金沸之类，不可过用发散也。三阳既尽，咳嗽宜愈。每见伤风久嗽不止者，其故何耶？真阴素虚，咳久伤气，肺叶不收，不治多成痨怯，宜用加味地黄汤，敛而降之。若脉来细缓无力，或洪大无力者，中气大虚，土不生金，宜用加减补中汤，固其元气。曾见伤风气虚，随治随作，后至气脱而死，病症虽小，亦可畏也。

伤风汗多者，卫气不固，风邪袭入荣中，以致四肢微冷，冷汗多出，脉来沉细如丝，宜用桂枝芍药汤，倍加黄芪。若脉来洪大无力，身热汗出者，元气犹未大伤，但用桂枝汤可也。

伤风面肿者，咳嗽气急，脉多沉弦。风邪从呼吸而入，客于肺管，肺叶胀大不收，失其降下之令，气逆于头面而为肿也。甚则上身俱肿。医者不识，呼为水肿，误人多矣，宜用芎苏散散之。咳血者，宜用茯苓补心汤治之。肺逆失降而为肤肿，且肺主皮毛故也，岂可误为水哉？

无汗伤风者谓之感冒。因有咳嗽邪气，留连三阳，不传三阴，所以较伤寒为轻也。但当禁其饮食，与伤风不同。宜用芎苏散，或人参败毒散治之。其中在经在腑，悉从伤寒调治，无二法也。

参苏饮

陈皮　半夏　白茯　甘草　桔梗　枳壳　前胡　木香紫苏　葛根　人参

风盛则气壅，气壅故痰聚。是方多用顺气之品，可见伤风以利气为第一义矣。医者须识此意。咳嗽声哑者，宜加黄芩。按：黄芩宜用枯者，取轻清之义，原本未分晰，特重订正。

苏杏二陈汤

陈皮　半夏　白茯　甘草　枳壳　桔梗　紫苏　杏仁金沸草　桑皮

此方顺气化痰，于理是矣。而又用紫苏者，以其余邪未尽也。胸不宽加厚朴。按：方中金沸草宜绢包，不尔，有毛射入肺而咳甚矣。

加味柴陈汤

柴胡　黄芩　半夏　甘草　陈皮　白茯　枳壳　杏仁

金沸草

加味地黄汤

熟地　山药　白茯　山萸　丹皮　泽泻　麦冬　五味
乌梅

加减益气汤

人参　白术　甘草　黄芪　当归　陈皮　麦冬　五
味子

桂枝汤

桂枝_{三钱}　白芍_{生用，三钱}　甘草_{二钱}　大枣_{三枚}　浮
麦_{一撮}

气虚脉细加黄芪。

茯苓补心汤

陈皮　半夏　白茯　甘草　枳壳　桔梗　前胡　紫苏
干葛　当归　川芎　白芍　熟地_{万不可用以滋阴腻膈，遏伏外}
_{邪，当辨外风之有无是为至要}

此即参苏饮合四物汤是也。参苏一倍，四物汤原是
两倍，不可轻重失伦。咳血者，忌半夏，以花粉代之，
川芎亦当议去。按：审邪正而用药，如正虚邪重，当用参苏饮二
倍，四物汤一倍。医贵变通而化裁之，岂可执一以误人哉！

芎苏散

紫苏　干葛　柴胡　川芎　陈皮　半夏　白茯　甘草
枳壳　桔梗

中 寒

　　中寒者，寒邪不从阳经传入，直中阴经，故曰中寒。其症有轻有重。重者，脉来沉微，一息三至，腹痛唇青，四肢厥冷。此因先有房事，胃气衰微，口食寒物，鼻吸冷气，中宫不能担当，直入少阴肾脏。气冷而血不流，顷刻死矣。治是症者，只以回阳为主，虽有他症，不必兼治，宜用附子理中汤大剂救之。此症有兼自利无脉者，生气已绝，似不可治。然寒极则伏，生机尚存一线，当以前药浸冷与之，一周时许，自然脉出而解。盖厥利无脉，阴盛格阳，热药入口，格绝而不入，惟以前药冷服，直达病所，自无格拒之患。《内经》所谓寒因寒用者是也，但脉出之时，又要徐徐浮大，不宜暴出。暴出则气从外脱，非其所宜。故仲景云：微续者生，暴出者死。旨哉言乎！又云：下利清谷，里寒外热，面赤烦躁，其脉即出者愈。似与前说相背，不知前症无热，故脉不宜暴出。此症热浮于外，全要脉之速出，阳通于阴，豁然解矣。阴症如此变幻，奈何不体古训，执一方以司人命耶！最可笑者，庸工动用吴萸，以为其性大热，可以回阳，不知吴萸气热而味大辛，辛能散气，阳未回而气已脱，较之挺刃杀人，特一间耳。至若舌卷囊缩，自汗多出，断致不起。

里寒阴症，古言之矣。又有非时暴寒，从口鼻而入，或食生冷凉物，以致呕吐痰水，微寒微热，甚则昏晕不醒，二便皆遗，亦名中寒，诸家未之详也。盖里寒阴症，先因欲事伤肾。先天命门真火，不可守邪，故令外邪斩关而入。此则胃气虚衰，不能胜寒，命门全然无恙，故可一温而愈。脉虽沉细，一息四至，与前之三至者不同。宜用香砂六君子汤，少加炮姜为妙，切不可兼用辛散之药。患是症者，又有轻重。轻者，脉来洪缓，按之无力，寒为标而热为本，先用香砂六君子汤，止其吐逆，后以杏仁、玄明粉，加入柴陈剂中，无不获痊。重者，脉沉细缓，香砂六君子为丸，久服桂附八味丸，亦不可少也。按：辛能散气，吴萸味辛，故不可妄用。以及寒为标，热为本，始用香砂六君子汤以止呕逆，继用杏仁、明粉加柴陈之治。皆历练见道之言，尤宜三复，勿失。

附子理中汤

人参　白术　炮姜　甘草　肉桂　附子　黄芪

桂、附、炮姜俱为热药，但炮姜温肺之功居多，肉桂温脾之功居多，附子温肾之功居多。里寒症重，故三味合用也。有汗宜加五味，自利宜加茯苓。更加丹参为妙，以其活血故也。

灸法

用葱一大把，以带轻束，切去两头，留白二寸。以一面熨热置于脐上，用熨斗盛炭火葱上熨之，取其热气从脐入腹，甚者连熨二三饼。

香砂六君子汤

陈皮　半夏　白茯　甘草　白术　人参　香附　砂仁
藿香　炮姜

中寒多有胸中不宽，宜加厚朴。若滞重者，宜去参、术。按：随机应变，智者之能事，岂可执一以误人哉！

～ 暑 热 ～

天之六气，春主厥阴风木，秋主阳明燥金，冬主太阳寒水，各行其政。惟夏至以后，秋分以前，少阳相火，少阴君火，三气合行其事。是以天本热也，而益以日之暑。日本烈也，而载以地之湿。三气交运，时分时合。其分也，以风动于中，胜湿解蒸，不觉其苦。其合也，天之热气下，地之湿气上。人在气交之中，受其炎蒸，无隙可避，多有体倦神昏，肌肤痱起，胸膺痤出，头面疖生者矣。当此之时，元气浮于肌表，内存者少，所以多有饮食不消，而成霍乱、吐泻、胸膈不宽诸症。善养生者，宜节饮食，薄滋味，为却病之良方。至于生冷瓜果，尤宜节制。西瓜虽能解热，食之亦必有时，即如巳时申时，离饮食已远，新谷未进，食之毫不为殃。若饮食甫离，继以瓜果，势必冷热相抟，酿成诸病也。《内经》曰：脉虚身热。得之伤暑。《甲乙经》曰：热伤气而不伤形，所以脉虚者是也。仲景分之为四，弦细芤迟，皆为暑脉，总是元气虚衰之象。若《难经》所谓洪大而散者，乃心之本脉，不可以言暑也。洁古云：静而得之为中暑，动而得之为中热。此句最当领会。中暑者阴症也。凡乘凉于高堂大厦，水阁冷亭，表受寒邪，周身阳气不得发越，以致头痛恶寒，身体拘急，脉来浮数滑大，即为夏月伤寒，宜以寒法治之。若脉来细缓无力，方为中暑，宜用香薷散暑汤。至于口食生冷，停滞饮食者，治分阴阳二候。内热脉数，宜用柴胡化滞汤。脉沉细缓，宜用厚朴温中汤。香薷、藿香以之为君，一则发散阴暑，一则发越脾气。脾气宣行，积滞方得下降，不独治暑然①也。但脉缓者可用，脉数者不宜。若

---

① 然：疑为"热"。

夫中热之症，行人农夫，日中劳役，或隘巷小房，无处乘凉，口鼻吸入热气，以致身体大热，昏晕欲死，脉沉细数者，宜用辰砂六一散，或柴胡芍药汤之类，不可妄投热药。大抵肥人多湿，最易召热，不能避身之湿，即不能避天之热。六一散，能驱湿热从小便而出，古人用之解暑有自来矣。若瘦弱无湿之人，津液为时令所耗，当用柴胡芍药汤、藜汁蔗浆之类，充其津液。若用辰砂六一散，妄利小水，竭其下泉，枯槁立至。其有中热之人，脉洪盛而不虚弱者，此天禀之厚。暑热客于肌肉，未得深入经络，身虽燥热，毫无倦怠，宜用竹叶石膏汤、黄连解毒汤之类，不可与脉虚者同归一治也。

暑厥

夏月猝然僵仆，昏不知人，谓之暑厥。当分阴阳二症。阳症，脉来洪数无力，身热汗出，谓之阳厥。此因暑食伤脾，食多而热亦多，宜用连芍调中汤或辰砂六一散。先治其热，俟其人事清白，再看食之多寡调治。昔云：中暑不得用冷，得冷则死。原为中暑者说，非为中热者言也。今人一遇热症，动引此说，总由未明中暑、中热之理也。至于脉来沉细无力，肌肤不热，曾食生冷瓜果，谓之寒厥。夏月元气发散在外，腹中空虚，又遇生冷伤脾，冰伏其食，气闭不通，宜用厚朴温中汤，不可遽补。如遇汗多身冷，方可以香砂理中汤治之。诸书言此，不分阴阳二候，混言风暑，误用升散，害人不浅也。又有老人虚人，夏月中痰，多类暑厥，但中痰之人，身温不冷，又无大热，口角流涎，以此为别也。按：厥分寒热，发前人所未发，学人尤当细心研究，庶免草率，误人生命。要在审症精详，然后用药，自无他歧之惑也。

～ 中 暍 ～

中暍者，口渴喜饮是也。其人洒洒恶寒，淅淅发热，全似伤寒。但伤寒脉来洪大，暍症脉来细数，于此可别。中暍亦有洪大者，其症初起即渴，与伤寒之久病作渴者不同。肥盛之人，可用六一散清之，使热从小便而去，不致伤损津液。若身体黑瘦之人，精血为时令所耗，又以利小便为戒，宜用柴胡芍药汤，生津止渴，奇妙无穷。按：中暍与伤寒同，脉来洪大者伤寒，细数为中暍，几微之辨，间不容发，要在细心讨论而自得之。

伏 暑

暑热发于季夏，此其常也。亦有伏藏日久，留于少阳胸胁部分，以致微寒微热，恶心自汗，小便短少，脉来沉弦细数，即其候也。宜用香薷六君子汤。若脉不甚虚者，去参、术，名香薷二陈汤。

注 夏

立夏之后，四肢酸软，困倦喜卧，饮食少进，名为注夏，秋冬则精神如故。说者皆云脾虚，合用资生丸、补中益气汤矣。但脉沉细缓，脾肺无热者，可用此药补之。若脉来沉细又带微数，往往不受参术，其奈之何？试看《脾胃论》中，脾偏于阳，无阴以济之，亦不能化物，故湿热之气乘于四肢，令人筋痿无力，宜用养血健脾汤。则注夏之脾虚有热者，亦当仿此施治矣。其中多用酸收方为合法。夏月元气浮散在表，又以汗而大泄，不加酸收，则浮散者不止。孙真人云：暑月多服五味，令人气力涌出，厥有旨哉！脾受湿热熏蒸，故四肢倦怠乏力，用酸收以敛浮越之阴，然必审无外邪方可用之。

香薷散暑汤

香薷　厚朴　甘草　藿香　柴胡　陈皮　杏仁　半夏

香薷原利小便，何以又能发散？以其味辛而淡，辛者先走表分，淡者乃入膀胱，所以又能散暑也。佐以藿香、柴胡走表更速。暑邪在经，必有痰滞留结，故用杏、朴、半夏。但脉缓无热者宜之，有热者勿服。阐明立方之旨，洞若观火。

柴胡化滞汤　方见食门。

厚朴温中汤

厚朴　杏仁　半夏　枳壳　桔梗　炮姜　甘草　藿香　香薷　陈皮

此方易晓。

辰砂六一散

辰砂研细，水飞，五钱　滑石磨碎，水飞，六两　粉草煎膏，拌晒，一两六一散有辰砂，能引甘滑之凉先入心经，使热与湿俱解。无朱砂者，但能利湿，不能解热，以其无向导之兵也。按：此方旨用药之理，固已阐发，尚有未尽者，如其人肝阳素旺，外袭暑风，必加青黛以清之，抑肝清肺。少加薄荷之辛，辛能散，凉能清，故前人有碧玉、鸡苏之名，而曲尽其妙用也。

柴胡芍药汤

柴胡　黄芩　花粉　甘草　麦冬　白芍　知母
黄连

竹叶石膏汤

黄连解毒汤　俱见火门。

连芍调中汤

枳壳　厚朴　山楂　泽泻　陈皮　桔梗　白芍　黄芩
黄连　甘草

此方因其胸中不宽，又兼中热，故用此方。若有热无食，宜用柴胡芍药汤。暑月发厥，阴厥者多，阳厥者少。身不热，脉不数者，不可浪投。

香薷六君子汤

人参　白术　白茯　甘草　陈皮　半夏　香薷　山栀
黄连　赤芍

此方用六君子以祛痰益脾肺，使正气旺则客邪易逐矣。值时当炎暑，热蒸于外，湿蕴于中。故用栀、连以清里，薷、芍以解表和荣。惟脉洪数，尤宜慎审，未可浪投。按：此亦扶正逐邪之法。

〜 湿 〜

湿之为病，散见各门，此将湿之原委，逐一讲贯，治之方不谬也。有自外而伤者，有自内而中者。从外而伤者，即如冒雨而行，雾露而处，冷水灌汗，湿从上受也。若涉水履冰，当风洗足，坐卧湿地，湿从下受也。初起湿邪在经，未郁为热，但觉骨中冷痛，或皮肉微肿，微微恶寒，其脉细缓而不洪数，可知其为寒湿也，俱用人参败毒散加减。湿留日久，壅遏本身正气，即成湿热，脉多洪缓数大，向之细缓者，今则乌有矣。但看上下部分，红肿酸痛，恶寒发热者，知其为湿热也。虽宜解表，但可用辛凉，不宜用辛温，如柴葛二妙汤，上下俱可着用。如寒热已退，红肿不消，宜用加减柴苓汤。经云：治湿不利小便，非其治也。可见治湿之法，又以利小便为第二义矣。然而利小便之法，有湿则利湿，无湿则损津液。肿盛者可用。

微肿而痿弱者，又当除湿养荣。《内经》云：因于湿，首如裹。言湿邪初客，未郁为热，但觉蒙昧不清，如以物裹其首也。又云：大筋软短，小筋驰长。是言湿客日久，湿郁为热，热伤其血，则大筋为之软短。湿伤其筋，则小筋为之驰长。明此数语，方知治湿之不可过于燥矣。此湿从外受者也。至于湿从内中者，又有上下之不同。如茶酒汤水，脾虚不能消散，积于上焦，即为上焦之湿。其人头面发肿，或生瘾疹，是为湿中生热。治当凉散，不宜温散，亦用柴葛二妙汤。若其人小便不利，在上之湿，难于下趋，又当用柴苓汤，利其小便。若脉来细缓无力，小便色白，不时淋滴而多汗，一切利水之药，即不可施。其有身热足寒，时头热面赤，湿热上壅，阳气不能下通于阴，宜用柴胡汤加大黄下之。湿积于下，即为下焦之湿，合用柴苓汤利之矣。若其人恶寒发热，或两尺洪盛，余脉沉细，湿热下壅，阴气不能上通于阳，必用柴葛二妙汤，散其标邪，方可利水。若脉来细缓，小便色白者，宜用独活寄生汤，助阳以驱湿，亦不得不用之法也。

人参败毒散

羌活　独活　柴胡　前胡　川芎　枳壳　桔梗　人参
白茯　甘草

寒甚者，加桂枝。无人参，以白术代之。

柴葛二妙汤

柴胡　黄芩　半夏　甘草　干葛　赤芍　苍术
黄柏

湿热之脉，洪数者多。亦有湿邪壅滞，脉沉细缓者，但问身热内烦，即以此方散之。在上者，去黄柏，加连翘。

加减柴苓汤

柴胡　黄芩　半夏　甘草　赤茯　泽泻　赤芍　枳壳
苡仁　木瓜

除湿养荣汤

当归　川芎　白芍　熟地　牛膝　杜仲　木瓜　苡仁
续断　黄芩　石斛　五加皮

加味柴胡汤

柴胡　黄芩　甘草　花粉　白芍　麦冬　山栀
大黄

独活寄生汤

当归　川芎　白芍　熟地　人参　茯苓　甘草　杜仲
牛膝　续断　秦艽　防风　独活　细辛　肉桂　桑寄生

按：此方重在助阳以驱湿，小溲清白，脉来尺微寸缓，是其的剂。若湿热未尽者，尤宜三复，庶免抱薪救焚之虞。

燥

　　人之脏腑，有血脉，有津液。津液又在血脉之先，得心火之化，变成血脉，流于坎宫；得命门真火之化，变成真精。其原生于胃，输于脾肺，下灌两肾膀胱，以为一身之阴气。胃气得之，则留恋不脱。若津液亏损，胃为孤阳，阴绝而阳亦绝。古云：伤寒偏死下虚人，盖有见于此也。今之医家，不知津液为何物，动手便用燥剂，杀人惨于刀刃矣。然而燥之一气，诸书从未辨明，即以《素问》之遗，亦言秋伤于虚，后代名医错出，并无一人改正其讹，所以疑误至今，用药鲜当也。惟《法律》①始详辨之。盖言风主于春，寒主于冬，暑湿火兼主于夏，而燥则专主于秋也。立秋之后，犹是夏天余气，热中有湿，所以草木犹青，一交秋分，燥金司令，所起之风，全是一团燥烈之气，干而不润，是以无草不黄，无木不凋。人身应之，燥病生焉。阐发致燥之由，较胜于喻氏。凡有身热咳嗽，内烦口干，一切百病，无不起于干燥。治当养血生津，不可妄

---

　　①　《法律》：即《医门法律》，清初著名医家喻昌著。

投燥剂，戕人性命，极为要紧。然燥令虽主于秋，凡久亢不雨，津液少者，亦生燥病，岂独主于秋乎？治者明之。

柴胡芍药汤

柴胡　黄芩　花粉　甘草　白芍　麦冬　知母

清燥救肺汤亦可用，较此方尤为得宜，用桑、麻、麦冬、阿胶以滋燥，杏仁、梨皮以润肺，是谓有制之师也。

火 症

火症之脉，洪数为顺，细数无力则凶。亦有火盛之极，而脉反沉小伏匿者，即《大易》所谓干之上九，亢龙有悔者是也。脏腑之中，火从何来？气之不得其平为之也。有实火，有虚火，有相火，有燥火，有湿热之火，又有郁火、猛烈之火、无名之火，皆不可以不察也。何谓实火？心火燔灼，胃火助之，元气未损，真精未亏。或因饮酒之蕴热，或因暴热之外侵，目赤喉痛，胸满气喘，宜用黄连清心汤、柴胡泻肝汤、黄芩清肺汤之类。若是虚火，东垣之论确不可易。东垣曰：饮食所伤，劳倦所损，或气高而喘，身热而烦，症似白虎，但脉来洪大，虚而不长，不可以实火投治，当有补中益气汤，补其中气则自愈矣。倘以实火治之，立见危殆。又有相火者，生于虚无，寄于肝肾之间，乃元气之贼，无时而不熬煎真阴。阴虚则病，阴绝则死。急用滋阴地黄汤，填补真阴，务使水壮而火息。一切凉药，毫不可施。至若燥火者，肠胃涩滞，津血不充，大便常闭，先用脾约丸润之，后用地黄固本之剂。若用芩、连、栀、柏，百剂无功。湿火者，湿生乎热，热生乎湿，湿热相生，遂成胀满，或痿与臌，从而生焉。故有大便久秘，及更衣则又溏泄。热在肠胃之外故秘，湿在肠胃之中故溏，宜用柴苓汤加黄柏、玄参之类。不可因其泄泻，禁其寒凉。若夫猛烈之火，或从右胁起，或从脐下起，或从足底起，皆为疠症。丹溪以为不可骤用凉药，恐其扑之而愈张，抑之而愈扬。先以甘草煎汤，兼泻兼缓，俟其猖狂少定，量其虚实治之，亦一法也。郁火者，腹中作痛，肌表热，四肢热，摸之烙手，此因过食生冷，郁遏阳气于脾土之，宜用清阳散火汤。无名之火一发，即不识人，或狂言失志，或直视声鸣，或手足瘛疭，或闭目无言，或发数日而终者，或一发便脱者，或卧枕而逝，人不及知者，既无经络之可寻，又无脉症之可据，《内经》所谓暴病暴死，皆属于火者是也。可不审乎！按：人身肝火最烈，燔灼无忌，善治者先平肝火，而余脏之火自缓也。

黄连清心汤

当归　白芍　生地　麦冬　山栀　连翘　甘草
薄荷

柴胡泻肝汤

柴胡　甘草　当归　川芎　青皮　山栀　连翘　龙
胆草

黄芩清肺汤

荆芥　薄荷　黄芩　山栀　连翘　麦冬　白芍　桔梗
甘草　桑皮

滋水地黄汤

熟地　山药　白茯　丹皮　山萸　泽泻　麦冬　白芍
玄参

清阳散火汤

山栀　黄芩　白芍　白芷　紫苏　川芎　枳壳　桔梗
甘草　白茯

～ 风 湿 ～

风湿者，先伤于湿，而后伤于风也。其症一身尽痛，比之伤寒身痛，殆有甚焉。因知其为风湿也。风从上受，湿从下受。殆至两相搏聚，注经络，流关节，渗骨体躯壳之间，无处不到，是以无处不痛也。其症有轻有重，轻者脉浮弦细，浑身酸软无力，宜用加减柴葛汤。风在外而湿在内，不可大汗，恐风去而湿仍存，惟此轻解之剂，内外之邪俱去。若汗出短气，恶风不欲去衣，脉沉细缓无力者，宜用桂枝白术汤，助阳以驱湿，不易之法也。重者周身大痛，脉浮洪数，亦用加减柴葛汤。若头面目赤，身热足寒，阳气不能下通于阴者，宜用柴陈汤加枳壳、大黄以下之。如发散之后，上体已愈，下体疼痛不止者，宜用柴苓二妙汤。

加减柴葛汤

柴胡　黄芩　半夏　甘草　干葛　赤芍　紫苏　川芎山栀　苍术　续断　枳壳　木瓜

治风湿之法，固宜散风行湿，而清热利气之药亦不可少。盖以湿邪在经，气滞不行，郁而成火故也。

桂枝白术汤

桂枝　白芍　甘草　白术　木瓜　续断　陈皮

加减柴陈汤

柴胡　黄芩　半夏　甘草　陈皮　白茯　枳壳大黄

柴苓二妙汤

柴胡　黄芩　半夏　甘草　赤茯　赤苓　泽泻　苍术
黄柏　木瓜　续断　牛膝　杜仲

风　温

风温者，先伤于风，而后伤于热也。凡人先伤于风，经络之间已自有热，又感时令之热。饮食入胃，气滞不行，变成浓痰浊饮，胶固不散，又遇新谷裹结成病。其症喘渴多睡，四肢不收，宜用柴胡化滞汤，但清其胃，其病自愈。然不但风温互感后有此症，凡天令久暖，素有痰火者，每有此恙。仲景恐人误认寒症，妄用发汗，故辨于伤寒门中，其实非伤寒也。

柴胡化滞汤

柴胡　黄芩　半夏　甘草　枳实　厚朴　山楂　杏仁
赤芍　陈皮

便闭宜加大黄。

～ 湿 温 ～

　　湿温者，先伤于湿，而后伤于暑也。其症胸满妄言，两胫逆冷。此因暑湿客于脾经，正气不行，郁而为火。故令语言谵妄，湿热上壅，阳气不能下通于阴，故令足寒。仲景恐人认为寒症，误投发散，所以引入寒门。其实非寒症也。夫湿温何以不可发汗？盖因湿邪在胸，已自有热，又遇暑气客之，两热相侵，犹未混合为一。汗之，则两邪混合，闭塞经络，不死何待耶！宜用柴胡清中汤。若脉来洪数，或上盛下虚者，加大黄以下之。《难经》云：湿温之脉，阳濡而弱，阴小而急。濡弱见于阳部，湿气抟暑也。小急见于阴部，暑气抟湿也。此言非不有理，但脉之变化不齐，不可执为一定耳。此二句名言可佩。

柴胡清中汤

　　柴胡　黄芩　半夏　甘草　枳实　杏仁　石菖蒲黄连　赤芍

　　暑湿侵脾，必有痰食留结，化痰化滞，亦不可少。

～ 瘾疹 ～

瘾疹者，遍身小颗，红白不一，有若痱子之状，或如黄豆样者。重者，身发寒，脉来洪数，状类伤寒，宜用芩连败毒散。三四日不解，即为夹疹感寒。柴胡化滞汤实为主剂，不过用凉药，壅遏其毒。轻者，微寒微热，脉细微数，愈而复发。此因湿中生热，热极生风，宜用疏风养荣汤，常服六味地黄丸，滋肾水以荣肝木，则虚风自息矣。又有身发疙瘩，有如丹毒，痛痒不常，脓水淋沥者，宜用解热柴陈汤。

芩连败毒散

羌活　独活　柴胡　前胡　川芎　枳壳　桔梗　黄芩　连翘　甘草

疏风养荣汤

白芍　当归　生地　柴胡　防风　薄荷　麦冬　地骨皮　山栀

解热柴陈汤

柴胡　黄芩　半夏　甘草　陈皮　白茯　山栀　赤芍　苡仁　贝母

身热加荆、防。肤燥加蝉衣，云增。

痛 风

痛风者，遍身疼痛，昼减夜甚，痛彻筋骨，有若虎咬之状，故又名为白虎历节风。有痛而不肿者，有肿而且痛者，或头生红点，指肿如捶者，皆由肝经血少火盛，热极生风，非是外来风邪。古今诸书，皆以风湿为言，疑误舛谬，害人不浅。秦邮袁体庵①先生出，改正其非，讲明其理。始知痛风，由于风热血燥也。所制逍遥散一方，每使病者连服百剂，不终其剂者，日后变为疠风，屡试屡验者也。识者珍焉。按：《袁氏心传》② 世乏刊本，展转抄缮，错谬甚多，惟其中名言阐发，启迪后进匪浅。

加减逍遥散

当归　白芍　熟地　川芎　柴胡　防风　薄荷　连翘山栀　麦冬　甘菊　丹皮

---

① 袁体庵：即袁班，明末医家，江苏高邮人。
② 《袁氏心传》：即《证治心传》，明末医家袁班著。

～ 劳 倦 ～

　　劳倦者，奔走劳力之后，恶寒发热，脉来弦数，状类风寒。但初起必有劳倦之因，自可为辨也。设若劳倦而感风寒，又极难辨。但劳倦之人，一周时许，自然汗出而解。若四五日不解者，又属之风寒也。治之之法，先用清胃散火汤，治其标邪，后用加味地黄汤，培其根本。盖火之有余，必因水之不足。少年得此，日后每成虚痨，不可不察也。若清散之后，脉沉细缓，或洪大无力者，治当益气养血，又非地黄丸所司也。东垣言劳倦之病，脉来洪大，虚而不长，当以甘温补之。然初起有火，未可骤与，必先清热健脾，方可议补。闸发先后用药之理，句句详明。

清胃散火汤

　　山楂　厚朴　山栀　黄芩　陈皮　枇杷叶　麦冬当归　白芍　防风　柴胡　干葛

痰　火

　　痰火为病，恶风发热，脉来弦数，全与伤寒无别，但听其咳嗽气急，可以知其为痰火也。夫痰火之起，由于脾经血少，胃火太甚，熬煎津液为痰，上传于肺，故令咳嗽气急。然胃火一动，相火翕然从之，所以恶寒发热，宜用舒中芍药汤。三四剂后，脉宜和缓。若弦数不减，数大有力，是为孤阳无阴，多主于死。若脉来微减或细数者，法当看其痰色。如咳吐黄痰，胸中不快，食积生痰，宜用瓜蒌枳实汤。如痰色青白，稀而不稠者，肾虚水沸为痰，宜用加味地黄汤，滋水以制火，不必拘于治痰也。又有初起之时，外无寒热诸症，内无烦热气急，但见神昏不安，肢体无力，声音低小，饮食不进，脉来沉细无力者，宜用香砂六君子汤，甚则八味地黄丸亦可用也。

舒中芍药汤

　　陈皮　半夏　白茯　甘草　柴胡　黄芩　枳壳　桔梗白芍　木通　贝母　瓜蒌霜　天冬

　　有食加厚朴。

瓜蒌枳实汤

陈皮　白茯　甘草　枳实　瓜蒌霜　贝母　当归　桔梗　山栀　黄芩

加味地黄汤

熟地　山药　白茯　丹皮　山萸肉　泽泻　天冬　麦冬　桔梗　甘草　牛膝_{倍用}

香砂六君子汤

陈皮　半夏　白茯　甘草　人参　白术　砂仁　香附　藿香

咳　嗽

　　有声无痰，谓之咳，肺气伤而不清也。有痰无声，谓之嗽，脾湿动而生痰也。有声有痰，谓之咳嗽，脾生痰而传于肺也。风寒劳嗽，自有本条。四时咳嗽，不可不辨。丹溪云：春是上升之气，夏是火炎上最重，秋是湿热伤肺，冬是风寒外束。所谓上升之气者，春天木旺，肝火太甚，乘于肺金，故令咳嗽，宜用清肝宁嗽汤。脉必弦数可据。久而不止，宜用归芍地黄汤。盖肾水乃肝木之母，肾水虚弱，无以为发生滋荣之本，故内热而咳，归芍地黄是治其本也。所谓火炎上者，夏月心火用事，乘于肺金，有如金被火克，五行相贼，其症极重。若不急治，直至交秋方止。咳久多成痨怯，亦用归芍地黄汤，或天王补心丹，无不可也。所谓湿热伤肺者，秋分之后，燥金用事，所起之风，全是一团干燥之气，不比秋分之前，热中有湿也。是以无草不黄，无木不凋，人身应之，肺胃干燥，津液枯槁，所以作咳。丹溪反言湿热伤肺，当亦传刻之误，未可执为定论也。亦用归芍地黄汤。所谓风寒外束者，冬月天令严寒，易至伤人，感于风者，脉来细缓；感于寒者，脉来浮数，自可辨也。大抵四时咳嗽，虽有不同，而东南之地，往往多热多痰，先用清金化痰之剂，方可各治其本，不可骤用地黄泥药名言卓识，极为紧关。又有咳嗽气急，胸中不宽者，治之宜分虚实，实者脉来沉滑，可用二陈消食之剂。若脉来弦细微数，微寒微热，大便不甚通畅，欲出不出，极为危险。既不可攻，又不可补，惟有养血化痰，健脾消食，听天由命而已。此条诸书未有，不得草草忽过。辨论超宕，认理真切，分四时以用药，阐古书之未发。按咳嗽之源，《内经》有聚于胃关于肺之指示，要在细心研究而自得也。

清肝宁嗽汤

柴胡　黄芩　花粉　甘草　陈皮　白茯　当归　白芍

麦冬　丹皮　桔梗　贝母

归芍地黄汤

当归　白芍　麦冬　桔梗　熟地　丹皮　山药　白茯

泽泻　山萸

宁嗽健脾汤

当归　白芍　麦冬　陈皮　山楂　神曲　杏仁　贝母

泽泻　苡仁

胸不宽加厚朴。

— 齁 喘 —

齁[①]喘之病，方书皆名哮吼，为其声之恶也。此因误啖盐酱咸物，抟结津液，熬煎成痰，胶黏固结，聚于肺络，不容呼吸出入，而呼吸正气，反触其痰，所以喘声不止也。肺有痰热，毛窍常开，热气得以外泄，所以伏而不发。一遇秋冬，寒气外束，邪热不得宣通，故令发喘。脉来浮数，滑大者，宜用定喘汤。发去标邪，再用加减鸡鸣丸，常常服之，自可除根。每日饮食只宜清

---

① 齁（hōu）：鼻息声。

淡，不宜浓厚。盖人身之痰，不能自动，必随脾之健运，贮于肺络，结为窠囊积饮，如蜂子之穴于房中，莲实之嵌于蓬内，生长则易，而剥落则难，全要胃气清虚，则痰之上注者，得以返还于胃，然后可从口而上越，或从肠而下达。今人肥甘厚味，日不绝口，兼之饮食不节，虽有医药，庸有济乎？此乃气分之病，或有传于血分，而为喘急失血者，先吐痰后见血，犹为积热；先吐血后吐痰者，阴虚火动。照依怯症调治，一切燥药，毫不可尝。推而广之，齁病属热者固多，而肺寒者亦有，不可泥定是热。凡脾胃虚寒，气不能运，积成冷痰，上注于肺，亦成齁喘。其人四肢厥冷，脉沉细缓，按之无力，即其候也，宜用六君子汤，加款冬、金沸、杏仁、炮姜治之。但热者多而寒者少，又不可不察耳。

　　齁喘之病，痰火为本，而外感内伤之因，所触不同，未可以一端尽也。寒伤肺喘，脉必数大，可用定喘汤散。风伤肺喘，脉必细缓，自汗恶风，宜用参苏饮解之。因于气者，其脉必沉；因于食者，脉必弦滑；因于色者，脉沉细数，治之又有不同。今人一遇是症，便以定喘为主，何致胶固若此耶！

定喘汤

半夏　杏仁　冬花　苏子　桑皮　麻黄　甘草　黄芩

白果　青铅　生姜

加减鸡鸣丸

陈皮一两　半夏四钱　白茯一两　甘草五钱　贝母一两

瓜蒌霜一两　冬花一两　天冬二两　黄芩一两　知母一两

桔梗一两　枇杷叶五钱　玄明粉三钱

炼蜜为丸。

～　青　筋　～

青筋之症，恶寒发热，状似风寒，但胸腹作痛，遍身发麻，或唇口作麻，即其症也。北方谓之青筋，南方谓之乌沙。此因郁怒伤肝，木邪贼土，触动湿痰，气逆而血亦逆，故令胀痛欲死。脉来洪数者，宜用活血化痰汤。若脉来细缓，四肢厥冷者，宜用香砂理中汤。古方治此，不过清热消食，而疏气活血之药，毫不知用。《内经》云：通则不痛，痛则不通。气血不得宣行，后成此病，宣通气血为第一义也。但此血气上攻，多有暴病暴死者，不可不知也。

活血化痰汤

陈皮　半夏　白茯　甘草　大腹皮　枳壳　木香

玄胡　归尾　黄芩

香砂理中汤

人参　白术　炮姜　甘草　香附　砂仁　藿香_加

玄胡　半夏　木香

～ 气 怒 ～

肝为将军之官，不受屈制。怒气伤肝，其气冲逆上行，有若将军之不可犯，故名将军。伤之轻者，两胁刺痛，胸中不舒。伤之重者，未经发泄，乘于胃土，令人昏迷不语，牙关紧急。盖因胃中有痰，肝气入胃，触动痰涎。其支脉之络心者，被其壅滞，堵塞神气出入之窍，故不识人也。《内经》云：暴喑为病，不必服药，少顷气行则苏。然而痰聚胸中，正气得复则生，不复则死，不可坐视，宜用清郁二陈汤。又有气怒之后，人事清白，但觉胸中刺痛，喘急不安，能坐不能卧者，气逆膻中，血亦留滞，宜用加减柴物汤。若脉来沉细无力，胸中痛而不甚者，宜用归脾、八珍之类。不可以气为拘也。八珍、归脾当在清郁化痰之后，为善后计。若用在郁气未疏之时，恐其气因补而壅滞，又非所宜。

清郁二陈汤

陈皮　半夏　白茯　甘草　川芎　香附　枳壳　杏仁
白芍　黄芩

加减柴物汤

柴胡　黄芩　半夏　甘草　当归　川芎　白芍　熟地
玄胡　木香　麦冬　杏仁

中恶

中恶者，入庙登冢，吊死问疾，飞尸鬼击，故为中
恶。其症牙关紧急，昏不知人，似乎中痰。但头面青
黑，肌肤粟起，可以知其中恶也。《内经》云：大凡外
邪之入，必与内邪相合。中恶之人，先有痰食在胃，正
气不旺，然后鬼昧得以犯之。治是症者，当以安神化痰
为先，俟其气顺痰消，方可议补。薛立斋云：中恶先因
正气大虚，然后为恶所中。治当大补元气，勿以痰治。
然初起必先化痰，不可顾母失子也。

安神化痰汤

茯神　远志　陈皮　半夏　杏仁　石菖蒲　麦冬
桔梗　甘草

有食，加枳壳、厚朴。

～ 伤 食 ～

方书云：人迎紧盛伤于寒，气口紧盛伤于食。以是知伤食之脉，专以气口为主也。然诊视之时，有气口脉沉伏者，有气口脉滑大者，又有人迎气口俱弦数者，纷纷不一，不可以一说拘也。夫人迎气口脉俱弦数，外症日晡寒热，头亦微痛，全与风寒无异，但神气如故，身无疼痛，可以为别也。脾胃之气禀于命门，命门凝然不动，下焦为之臣使，宣布其气，行至中焦，入于脾胃，乃能化食。今因饮食郁遏，少阳三焦之气不得宣通，故生寒热诸症。医者不识，呼为寒疾，误人多矣。宜用柴胡化滞汤，通表里而双解之。食重者宜下，若外无寒热表症，但觉胸膈不宽者，痰裹食而不化也，宜用加味二陈汤。又有生冷伤脾者，脉来沉缓无力_{审脉之有力无力而定}虚实之治，宜用香砂理中汤。更有胸腹不觉，咳嗽气急，四肢无力，大便不甚通畅，脉沉弦细，按之无力。下焦虽是虚寒，中焦又有浮热，先以养血健脾汤，开其痰食；再以八味地黄丸，实其下焦，方为得法。至若饮食积久，或伤之太过，中气闭塞，以致猝然僵仆，昏不知人，名为食厥。甚则四肢拘挛，状如中痰，亦用加味二陈汤。脉沉细缓者，宜加姜、桂，不可误认痰症，妄用痰剂。

柴胡化滞汤

柴胡　黄芩　半夏　甘草　枳壳　厚朴　山楂　苏子　桔梗

伤食而用柴胡，以其能升少阳之气也。

加味二陈汤

陈皮　半夏　白茯　甘草　枳壳　厚朴　杏仁　山楂　苏子　桔梗

大凡消食化痰，必须顺气，胸中不宽，故用苏、桔。若在脐腹以下，宜用青皮、香附。

香砂理中汤

人参　白术　炮姜　甘草　砂仁　香附　藿香

滞重去白术，加枳壳、厚朴。寒甚加肉桂。

养血健脾汤　方见脾胃门。

冲和丸

陈皮　半夏　枳壳　厚朴　神曲　杏仁各一两　黄芩　桔梗各五钱

脾居中央，寒之不觉其寒，热之不觉其热。饮食易化，百病不生，故云冲和。今为饮食所伤，失其旧职，用此消其积滞，复其冲和之旧矣，故以冲和为名。痰滞胶固者，再加莪术。

物性相制药

索粉不化，宜加杏仁，狗肉亦用。牛肉伤加红曲，鱼伤加橄榄，面食豆腐加萝卜子，粽子黏食加白酒药，肉食加山楂，果子菜蔬加麝香，煎炒厚味加淡豆豉。

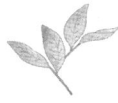

卷 下

～ 伤 酒 ～

酒者，清冽之物，不随浊秽下行，惟喜渗入者也。渗入之区，先从胃入胆，胆为清净之腑，同气相求也。胆之摄受无几，其次从胃入肠，膀胱渗之而出。其所存之余质，惟胆独当之。是以善饮者，必浅斟缓酌，以俟腹中之渗。若连飞数杯，倾囊而出耳。酒虽一物，却有数种之不同。辛者能散，苦者能降，甘者缓而居中，淡者能利小便。善饮之人，先天元阳本厚，所以膀胱能渗。但宜少饮，不宜多用。少则流气活血，多则耗血损神。善饮者，又借酒为元气，戒之则形体必瘦，大抵天地之道无他，中而已矣。且膏粱贫贱，各自有病。富贵之家，多色多酒，不致生病。贫贱之夫，少饮辄病，近色则损，此其故何也？盖膏粱之人，嗜酒者远色，近色者节饮，而且无奔走负重之劳，经营谋虑之苦，一有酒色，安寝休息，厚味填补，病从何来？若酒色双有者，亦非美事。至于贫贱不遂之人，经营谋虑劳其心矣，奔走负重伤其力矣，再有酒色之伤，神气几何，堪如是之斫丧耶？汪颖曰：人知戒早饮，而不知夜饮尤甚，醉饱就枕，热壅三焦，伤心损目。夜气收敛，酒以发之，乱其清明，劳其脾胃，停湿助火，因而致病者多矣。其有伤于酒者，治之宜分表里。如恶寒发热，身首俱痛，湿热在经，闭塞本身元气，宜用柴葛解肌汤，发汗以彻皮毛之邪。如谵语烦渴，人事不清，宜用瓜蒌枳实汤。大便不通，脉沉有力者，法当下之。如有小便不利，腿足发热者，酒热积于下焦，宜用加减柴苓汤。诸书言酒，皆云无形元气受伤，但可发汗，不可妄下，以伤有形阴血。吾观饮酒之时，非无嘉肴，未饮之前，亦有谷食，不可以前说为拘也。按：酒能乱性，又能助湿，奈嗜酒者隐戕其身，何不知审慎如是耶？

柴葛解肌汤

羌活　干葛　柴胡　川芎　半夏　枳壳　桔梗　厚朴山楂　黄芩　山栀　甘草

瓜蒌枳实汤

贝母　瓜蒌霜　枳实　陈皮　桔梗　白茯　甘草山栀　黄芩　当归

加半夏更妙。

加减柴苓汤

柴胡　黄芩　半夏　甘草　赤茯　猪苓　泽泻　赤芍枳壳　厚朴

～ 黄 疸 ～

　　瘅者，热也。黄疸俱因正气不宣郁而生，黄有如遏酱相似。其症有五，条分缕析，脉症始得而详明也。一曰湿热发黄，小便如栀，染衣成黄，而面目身体之黄不待言矣。此因茶酒汤水，聚而不散，郁成壮火，故成此症。但有热多湿少者，有湿多热少者，有湿热全无者，不可以不辨也。热多湿少者，脉来弦数，黄中带亮，宜用茵陈柴苓汤。若渴而饮水者，宜用柴胡芍药汤，加茵陈、泽泻。乃得三焦气化行，津液通，渴解而黄退。《金匮》云：疸而渴者难治。虑其津液枯竭，初非不治之症也。湿多热少者，脉来沉细而缓，其色黄而晦，宜用茵陈四苓汤。若大便自利，上气喘急，宜加参、术。不可误用寒凉，伤损脾气。至于湿热全无者，既无血食酒汗之症，又无黄赤小便，但见身黄倦怠，肢体无力，虚阳上泛为黄也，宜用加减八物汤。今医治此，概用五苓套剂，岂能愈乎？

　　谷疸者，饮食郁结，正气不行，抑而成黄。其症胸膈不宽，四肢无力，身面俱黄。脉来洪滑者，症属于阳，合用二陈消食之剂。但火热郁结，遏生苔衣，干涩难下。今人动用苍、朴燥剂，但治其食，不治其热。疸之一字，置于何所？无怪乎治之不痊也。更有粗工，专用针砂、绿矾等药，不思积滞虽去，津液随亡，大失治疸之体。惟用养血健脾汤，大有殊功。脉沉细缓者，症属于阴，其人四肢青冷，大便时溏，宜用香砂理中汤，加炮姜、肉桂之类，不可概以热治也。然谷疸之症，每兼发肿，初起见之无妨，日久气虚，多主危殆。

女劳疸者，身黄加以额黑也。其症脐下满闷，大便时黑，日晡寒热，皆蓄血之所致也。男子勤于房事，血不化精，滞于小腹，故成此症。女子经水未净，交合血滞，亦有此症。脉来弦芤者，宜用加减柴物汤。若脉来细缓无力，或涩而细者，元气大虚，虽有蓄血，不宜消导，宜用十全补中，大扶元气，正气盛则邪气自退。若用消导之剂，是促之使亡也。然女劳之血宜在小腹，若大腹尽满，血散成臌，不治之症也。仲景云：腹满如水者，不治。旨哉言乎！酒为湿热之最，因酒而成疸者，其人小便必如栀汁，合用茵陈柴苓汤矣。若心中懊恢，热不能食，时欲呕吐者，湿热积于上焦，必有老痰在胃，宜用清热化痰汤。若头面目赤，身热足寒，脉来寸强尺弱，阳气不能下达，宜于前方加大黄下之。如大便带黑，面色黄黑者，其人必有蓄血。盖嗜酒之人，多喜热饮，荡死血脉积于胃中，隐而未发，亦宜加减柴物汤，缓缓调治。酒疸之黑，与女劳之黑，相去一间。女劳为肾气所发，酒疸乃荣血腐败之色。柴物汤有半补半消之功，若用大黄峻剂，荣血益趋于败而已，治者明之。黄汗者，汗如栀汁，染衣成黄。多因汗出浴水，水浸皮肤，壅遏本身，荣卫郁而生黄也。亦有内伤茶酒，湿热走于皮毛，亦令发黄。初起身热恶寒，头疼身痛者，可用柴陈汤，加苏、葛、桑皮，以微散之。日久津虚，宜用柴胡芍药汤。此症脉多洪大无力，或细缓不匀，不可误用补剂，以其发热不止，必生恶疮，留结痈脓也。

茵陈柴苓汤

柴胡　黄芩　半夏　甘草　猪苓　泽泻　赤茯　茵陈　麦冬　赤芍

湿少热多，固宜分利，使热从小便而去。佐以小柴胡，方有清热之功。湿蒸热郁，必先燥其肺

气，所以小水不行。茵陈辛凉，清理肺热，肺金一润，其气清肃下行，膀胱之壅热立通，小便利而黄退矣。古云：治湿不利小便，非其治法，尤宜慎审。

加减八物汤

人参　白术　白茯　甘草　当归　白芍　熟地　石斛　苡仁　远志　秦艽　陈皮

养血健脾汤

当归　白芍　麦冬　枳壳　厚朴　山楂　赤茯　杏仁
桔梗　陈皮

香砂理中汤　方见食门。

加减柴物汤

柴胡　黄芩　半夏　甘草　当归　川芎　白芍　熟地
香附　玄胡　丹皮　丹参

清热化痰汤

柴胡　黄芩　半夏　甘草　陈皮　白茯　杏仁　山栀
枳壳　桔梗　赤芍

柴胡芍药汤

柴胡　黄芩　花粉　甘草　白芍　麦冬　知母

～ 积 聚 癥 瘕 疝 癖 痞 块 ～

血之所积，因名曰积，积久而后发也。气之所聚，
因名曰聚，聚散不常之意也。癥者，坚也，坚则难破。
瘕者，假也，假血成形。疝者，左右或有一条筋脉拘
急，大者如臂，小者如指，如弦之状，故名曰疝，因气
而成也。癖者，隐在两胁之间，时痛时止，故名曰癖，

痰与气结也。名色虽多，而痞块二字，可以该之。欲知治痞块之法，详察五积，其理自明。肝积居于左胁，大如覆杯，名曰肥气，久不愈令人发呃，痎疟连岁不已。心积居于脐下，上至心下，其大如臂，名曰伏梁，久不愈令人烦心。肺积居于右胁，大如覆杯，名曰息贲，久不愈令人洒淅寒热，喘咳成痈。脾积在胃脘右侧，腹大如盘，名曰痞气，久不愈令人四肢不收，发为黄疸。斯四积者，从何而生焉？盖因饮食不消，着于气怒，痰行过其处，必裹一层；血流过其处，必裹一层。痰血共裹之，则不能不成块矣。但上部气多血少，不致活而成痞，治以化痰为主，而活血兼之，宜用消积二陈汤。若痛无形质，不时而发者，非痃即癖，宜用柴胡疏肝散。至于肾积居于脐下，在女子多因血滞不行，男子多因食积所成，按之不移，方为积病。因于血者，宜用加味柴物汤。因于食者，宜用二陈消食之剂。至若活而成痞，《千金》保命丹，大有殊功。秦越人云：肾积居于脐下，上下无时，有若江豚拜浪，名曰奔豚，久不愈，令人喘急，骨痿少气。据此看来，又有积散不常之意，不可以积名也。此因下焦虚寒，寒气从腰而入，自后冲前，所以小腹作痛。宜用桂枝独活汤，温经散邪为主，不用大补。《内经》云：凡治积块，衰其大半而止。块去须大补，若必欲攻之无余，多致积散成臌。至于脾气大虚，神思倦怠者，当以大补元气为主，正气盛则邪气自退。此不易之法也。内热不受补者，脉来弦数者，极为危笃，难医。虽然积块固属实症，倘按之无形，多因七情气滞，肠中汁沫与气相抟，故作痛也。亦用加减柴物汤。

消积二陈汤

陈皮　半夏　白茯　甘草　杏仁　枳实　玄明粉石菖蒲　归尾　赤芍

内热加黄芩，有滞加厚朴，痛甚加莪术。

柴胡疏肝散

柴胡　黄芩　半夏　甘草　陈皮　白茯　白芍　香附枳壳　玄胡

内热，加山栀。

加味柴物汤

柴胡　黄芩　半夏　甘草　当归　川芎　白芍　熟地香附　玄胡

桂枝茯苓汤

陈皮　半夏　白茯　甘草　香附　桂枝　细辛独活

肾积奔豚，乃寒气从腰眼而入，肠中汁沫凝聚作痛，故用二陈以行汁沫，桂、辛、独活以散外邪，不可妄补。

～ 癫 狂 ～

　　狂者，狂乱而无正定也。狂叫奔走，人难制伏，甚则登高而歌，弃衣而走，逾垣上屋，詈骂不避亲疏。此证虽属有痰，但痰多火多，当以清热为君，化痰为佐，宜用清火化痰汤，大解心胃之热。大便结燥者，可用滚痰丸下之。清热之后，邪热未净者，宜用柴胡芍药汤。如脉来沉细，宜用六君健脾汤。狂病原属实热，脉宜洪大有力。沉细则危，法当禁其饮食，不可与癫症同治也。癫病，语言谵妄，喜笑不休，此因抑郁不遂而成。脉宜沉小无力，不宜洪大，治用六君健脾汤。盖此病多由食积生痰，天麻、胆星等药服之无效。气顺痰消，又宜八味地黄丸，大补先天元气。此不易之法也。经云：重阴者癫，重阳者狂。乃辨症不二法门。

清火化痰汤

　　黄芩　黄连　山栀　贝母　瓜蒌霜　枳实　苏子
桔梗　赤芍　麦冬

滚痰丸

　　大黄八两　黄芩八两　沉香五钱　礞石煅，一两
　　此方实人可用，虚者误服立死。

六君健脾汤

人参　白术　白茯　甘草　陈皮　半夏　枳壳　厚朴
杏仁　泽泻　炮姜

～ 痫　症 ～

痫病发则仆地，闷乱无知，啮舌吐沫，角弓反张，
手足搐搦，或作六畜之声。古有猪羊牛马鸡痫之分，以
应五脏，亦可不必。风痰鼓其窍道，其气自变。譬之弄
笛者，六孔闭塞不同，而宫商各别也。脉来洪数者，症
属于阳，宜用舒中二陈汤，后以清痫二陈汤加减调治。
脉细无力者，症属于阴，治之难愈，宜用六君健脾汤，
八味地黄丸亦所必用也。此病痰伏心包，全要胃气清
虚，方能健运。日用饮食，只宜少进，肥甘厚味，不宜
屡尝。按：肥甘血肉均含毒质，无病人食之，每生脾胃痫疾，而况痫
症尤要胃气清虚，庶免增痰助症之虞。为医者必预言之也。

舒中二陈汤

陈皮　半夏　白茯　甘草　杏仁　枳壳　厚朴　山栀
黄芩　玄明粉

癫痫之病，人皆责之肝风，每用天麻、胆星等药，

不知食积生痰，抑遏少阳之气，以致手足挛搐，心神昏冒。但治其食，其病即瘳，予所屡试屡验者也。

清痫二陈汤 存以备参。此方涤痰，有余痰盛者尤捷。若久病正虚，宜裁酌用之。

陈皮　半夏　白茯　甘草　天麻　胆星　瓜蒌霜
枳实　石菖蒲　桔梗　麦冬　黄连　山栀

六君健脾汤 方见癫狂门。

～ 三 消 ～

《内经》曰：二阳结谓之消。东垣曰：二阳者，阳明也。手阳明大肠主津液，若热则目黄口渴，乃津液不足也。足阳明胃主血，若热则消谷善饥，血中伏火，乃血不足也。结谓热结也。虽有三消之分，其原皆本于胃。土者，万物所归，无所不有。凡煎炒炙煿①，过饮醇酒，助其胃火，耗竭津液，传于气分，则为上消；传于血分，则为下消。若房事摶节，阴气未损者，燥热只在胃经，但见消谷善饥而已。上消其病在肺，舌上赤裂，

---

① 煿（bó博）：煎炒或烤干食物。

大渴引饮。此因胃火先传于肺，心复继之。经云：心移热于肺，传为膈消。举其最重者而言，其实先由胃火而起也。中消其病在胃，善食而饥，自汗时出，大便坚硬，小便频数，亦有口干饮水者，较之上消下消为少耳。今医治此，俱有甘露饮子，非不有理，但滋阴养血，落后一层，而清热生津，尤为急着，柴胡芍药汤，良不易也。仲景治《伤寒论》云：口渴者，风发也，以饮食消息止之。见得口中作渴，不但胃火所使，而肝胆风热亦复乘之。徒求药石，不能速愈。须以饮食之中，甘蔗、梨汁频频食之，庶可免死。此亦治消渴之妙法也。此言历练有准，非虚伪浮夸之谈。下消其病在肾，耳轮焦枯，小便如膏。其中伏有至理，人所不知。盖小便如膏，似属肾虚，凉药治之无益。不知肾消一症，不但胃热下流，而心之阳火，亦因下趋于肾，宜用当归六黄汤，或六味地黄汤，加犀角以治心火，其消乃愈。向使见其遗精，不敢用凉，岂不误乎！《总录》云：未传能食者，必发脑疽背疮，为其邪火太盛也；不能食者，必传中满臌胀，以其治之太过，上热未除，中寒复生也。岐伯曰：脉实病久可治，脉弦小病久不可治。盖洪数之脉，邪火有余，津液犹未枯竭。若脉细无力者，津液既绝，胃气亦亡，故不可治。不得已而药之，宜于柴芍汤中加入人参，甚则八味地黄丸，或可起死。

柴胡芍药汤

柴胡　黄芩　花粉　甘草　白芍　麦冬　知母
黄连

上消中消，气分病也。不可骤用血药，惟此方最合。每日再用蛤蜊煎汤饮之，大有奇效。中消大便不利，本方去黄连，加大黄以微利之。按：阐发三消之蕴，明若燃犀。

甘露饮

天冬　麦冬　生地　熟地　茵陈　枇杷叶　黄芩
苡仁　石斛　甘草　山栀

一方无茵陈、山栀，用枳壳。

当归六黄汤

当归　黄芪　黄芩　黄连　黄柏　生地　熟地

～ 霍乱 ～

霍者，挥霍眩晕。乱者，心神烦乱。若上吐下泻，不烦乱者，谓之吐泻，非霍乱也。夫霍乱之因，由于暑食伤脾，中州郁结，清气不得上升，浊气不得下降。先心痛则先吐；先腹痛则先泻；心腹俱痛者，则吐泻齐作。初起之时，脉多代结，或见沉细，最难辨其寒热。大法，口渴转筋，知其为热，宜用清暑化滞汤。至于霍乱已除，转筋不愈者，水谷之气，传于肝经。热伤其血，则大筋为之软短；湿伤其筋，则小筋为之弛长。宜于消食之中，佐以木瓜、苡仁、黄芩、麦冬、当归、白芍，无不应也。但男子之筋聚于阴器，女子之筋聚于乳头。男子用手扯其阴器，女子用手扯其两乳，可免转筋入腹之死。又有阴邪霍乱者，脉沉细缓，肢凉唇青。此因冷物伤脾，气不宣通，宜用厚朴温中汤。更有干霍乱者，欲吐不得吐，欲泻不得泻，心腹绞痛，须臾即死。当以手挽吐之，方可用药。其间冷热之治，亦与前症无异也。凡患此者，不可与之饮食。一周时许，热退身凉，方可少与米饮，助其元气。若痛止即食，病再复来，勿归咎于医也。《脉诀》云：霍乱之脉见微迟，气少不语，大为难医。盖言暑伤于气，正气欲脱，故难治也。

清热化滞汤

枳壳　厚朴　山楂　杏仁　半夏　黄芩　赤茯　桔梗
枇杷叶　麦冬

转筋倍加木瓜。治热霍乱主剂，他如热甚加川连、吴萸，除楂、朴，方为合拍，要在辨其有食滞否。

厚朴温中汤

厚朴　枳壳　杏仁　半夏　桔梗　炮姜　甘草　藿香
香薷　陈皮

按：寒霍乱此方尚欠斟酌，果系三阴经证，宜从治中汤，甚则四逆
汤、白通汤，皆可随证选择而用，惟藿、薷、枳、桔，应在删除之列。
盖邪既入阴，挽之犹恐不及，岂可再事耗散其真气哉？

疟 疾

虚人产妇，病后劳怯，俱有寒热似疟，必须辨明，
方不误治。似疟脉来虚濡而数，不甚弦急。疟脉弦实，
自可辨也。戴氏[①]曰：寒热发作有期者，疟也；无期者，
非也。此亦辨之甚明，最宜体认。盖少阳乃东方甲木之
象，故其脉主弦，不但初病如此，即久疟正虚，脉不鼓
指，而弦象亦隐然在内。东垣云：夏伤于暑，秋必痎
疟。夫暑为热邪，热则流通，何至伏藏于秋？必其人汗
出遇风，或用冷水灌汗，暑邪藏于肌肉，半在于表，半
在于里，正当少阳部分。至秋金气下降，暑欲入而阴据
之，则激而生寒；暑欲出而阳据之，则激而发热。邪正

---

① 戴氏：即戴元礼，明代著名医家。

相争，有残虐之意，故名曰疟。初起头疼身痛，寒多
无汗者，宜用人参败毒散，加干葛、半夏之类。热多
汗出者，宜用芎苏柴陈汤。发散之后，热多寒少，胸
膈不宽，脉来弦滑者，痰与食积也。痰食在胃，荣卫
从出之原闭塞不舒，所以肌表之中郁而生热，宜用柴
陈化滞汤。若口中作渴者，由少阳而入膀胱之腑。热
入膀胱，必伤津液，宜用柴苓汤，导暑从小便而出。
然柴苓汤一方，原为小便短少而设，如小便自利，渴
欲饮水者，邪传阳明胃经，宜用柴胡芍药汤。仲景云：
脉弦数者风发也，以饮食消息止之。谓弦数之脉，热
极生风，必侮土而伤其津液，由少阳而入阳明，两经
合邪，其热倍炽，当以食物速止其热，不可徒求之于
药也。梨汁、蔗浆，正食中之生津者，《内经》所谓风
淫于内，治以甘寒者是也。若不用此，则热之移于胃
者，势必上传于肺，而为单热无寒之瘅疟，或传心包，
而为寒多热少之牝疟。可不慎乎？至于发利之后，脉
细无力者，宜用二母补中汤。若有痰食未净，宜用六
君健脾汤，或资生丸之类。补而不愈，方可用截。所
截之药，当分气血两途。热多脉数者，不受温补，宜
用柴胡四物汤，如乌梅、何首乌极验。寒多脉缓者，
宜用六君子汤，加人参五钱，此不截之截也。大抵截
疟之法，无非收敛气血，在壮盛之体，三五发后疟势

少衰，犹可用截。若虚弱之人，气道错乱，虚不归元，截之涩于他歧，屡成腹胀，不可不察也。虽然疟疾属热者多，而属寒者亦有，不可泥定是热。凡当风露卧，冷水浴澡，阴邪客于荣卫，令人寒多热少，脉来洪弦无力着眼在无力二字。仲景柴胡姜桂汤，真良方也。若胸中作冷，畏寒减食，脉沉弦细者，其病在里，宜用香砂理中汤。总而言之，一日一发者易治，间日三日者难痊。以其正气虚弱，涩而行迟，与邪会之时缓也。其有住一日，连发二日，或一日数发者，正气大虚，散而错乱，多至不起。发于午后，移于午前者，欲愈之兆。发于午前，移于午后者，羁迟难愈。服药宜在未发之前，发时诸经气乱，服之无效。至于饮食，俟其热退身凉一两时许，方可量与。若带热饮食，多成疟母。肥甘厚味，尤宜禁之。调摄要言。

又有疟母者，老痰食积留于胁下，按之有形，多成痎疟，连岁不已。此症脉来弦细无力，甚难别其虚实。大法，积形坚大，外无怯弱诸症，脉虽沉细气滞，不能送之外出，宜用柴陈拈痛汤。若困倦喜卧，声音低小，饮食减少者，宜用香砂六君子汤，大补元气。不可误用攻伐伤损胃气，极宜辨别。

瘅疟者，热疟也。单热而无寒也，脉滑有滞者，宜消食。小便短少者，宜分利。弦数口渴者，宜生津。不可概用大寒之剂_{辨症确，用药自验}。惟大渴引饮，汗多脉来洪大者，不用竹叶石膏汤，断不愈也。此即少阳阳明两经合邪，上传于肺者也。

牡疟者，寒疟也。寒多而热微也，如七分寒三分热之类。诸书俱言纯寒无热，言之误矣。_{发前人所未发}。此即少阳、阳明两经合邪，上传于心者，邪入心包，都城震动，周身津液协力内援，重重裹撷胞内之邪，为外所拒，故令寒多热少。表间虽有微冷，膻中全是邪热，内真热而外假寒也。宜用柴陈汤，加杏仁、石菖蒲最妙。

加减败毒散

羌活　独活　柴胡　前胡　干葛　川芎　半夏　枳壳桔梗　甘草

芎苏柴陈汤

川芎　紫苏　柴胡　黄芩　半夏　甘草　陈皮白茯

汗出而热不解，邪未散也，故用此方从轻解之。若困倦无神，胸不宽畅，脉细无力，竟用六君健脾汤。

柴陈化滞汤

柴胡　黄芩　半夏　甘草　陈皮　白茯　枳壳　厚朴山楂　赤芍

二母柴苓汤

知母　贝母　柴胡　黄芩　半夏　甘草　赤茯　泽泻
赤芍

柴胡芍药汤

柴胡　黄芩　花粉　甘草　白芍　麦冬　知母

二母补中汤

知母　贝母　人参　白术　黄芪　甘草　当归　陈皮
升麻　柴胡

资生丸　方见痢门。

加味柴物汤

柴胡　黄芩　半夏　甘草　当归　川芎　白芍　熟地
何首乌　知母　麦冬　乌梅

三阴痿疟，用此不截而截。

柴胡姜桂汤

柴胡　黄芩　半夏　甘草　干姜　桂枝　厚朴　山楂
陈皮

柴陈拈痛汤

柴胡　黄芩　半夏　甘草　陈皮　白茯　枳壳　厚朴
玄明粉　香附　鳖甲　归尾　赤芍

香砂六君子汤

人参　白术　白茯　甘草　半夏　陈皮　藿香　香附
砂仁

寒甚者，宜加姜、桂。

竹叶石膏汤

麦冬　知母　石膏　人参　粳米　灯心　生姜
竹叶

合小柴胡汤，用之更妙。按：治瘅疟其效尤捷。

〜 痢 疾 〜

《脉诀》云：痢疾脉沉细者生，洪大者死。此言久病也。初起之时，元气未虚，谷气尚强，其脉未有不滑而大者。惟久病之后，元气已虚，谷食又少，故脉宜沉细，不宜洪大也。夫痢疾之起，由于暑食伤脾，不能运化，并于血分，作成痢疾。其色红者，从食中之热化。其色白者，从食中之冷化。不可以赤为热，而白为寒也。治之当分表里。丹溪曰：恶寒发热，身首俱痛，是为在表，在表则当散暑。邪入里，必由皮肉而及筋骨，由筋骨而入肠胃。今寒热身痛，表邪未净也。若但清胃化滞，不及其表，则表间之邪，势必尽从里出，何日可解？柴胡化滞汤，诚表里两解之良剂也。治挟表痢大有捷效，屡试屡验。喻氏逆流挽舟法即此方加减。古方用人参败毒散，责之太阳而不责少阳，未免求之太远矣。至于后重窘迫，腹痛急坠，是为在里，在里则当下，宜用朴黄丸下之。然欲用下药，必在两三日之间，元气未虚，脉犹有力，方可用下。若日久痢多，脉来无力，虽有后重，气虚下陷，与初起者不同，不可妄下。至于外无头疼身痛，内无里急后重者，宜用芩芍调中汤。黄芩能敛大肠之气，白芍能敛大肠之血，痢疾便红，非此不愈。然患痢之人，多由饮食不节，旧积未尽，新谷又多，往往然也。若见胸中不宽，芩芍未可骤用，恐其收敛饮食，愈加其痢。通调之后，合当大补元气。但痢家气虚者固有，而阴亏者亦多。下多亡阴，脏腑虚燥，大渴欲饮，脉来细数，宜用芍药健脾汤，但止其渴，其痢自愈。若是阳虚，脉必洪大无力，宜用芩芍补中汤，或用资生丸。补而不愈，方可再行兜涩，不可骤用粟壳等药。恐积滞不尽而成胀满，病愈甚也。每成休息痢，皆由兜涩早耳。虽然，肾有胃关，未可久痢而胃不损者。凡四君、归脾、十全、补中，皆补脾虚，未尝不善。若病在火衰，土位无母，设非桂附大补命门，以复肾中之阳，以救脾家之母，饮食何由而进？门户何由而闭？真元何由而复耶？若畏热不前，仅以参、术补土，未见痢之能愈也。此皆治热痢之法，而沉寒者亦有，不可泥定是热。平日元气虚弱，口食生冷凉物，以致胃寒下痢，脉来沉细无力，四肢厥冷，可为辨也。宜用理中化滞汤，不但冷痢如此，即热症变冷者，亦往往有之。李东垣云：久痢不止着眼久痢二字，各症不减，或反加重，竟作虚治，用补中汤，加炮姜一升一补，虚回而痢自止。如小腹重坠，切痛奔豚，加肉桂、破故纸，诚确论也。痢家虽不禁食，只宜清淡柔烂，少吃为妥，生冷面食俱不相宜，厚味尤当禁之。至于五色兼下者，如鱼脑髓者，或下烟尘屋漏水者，大孔如竹筒，唇似朱涂者，皆难治之症也。

又有热毒痢者，水谷倾囊而出，一昼夜间八九十行。此则肠胃为热毒所挠，宜从里治。里急后重者，宜用大黄、黄连、甘草大剂下之。若无里急后重，宜用芩芍调中汤，加黄连、肉桂。盖暑邪据于肠胃，凉药入口，隔拒而不纳，少加肉桂，引凉药直达热所，有如向导之兵，人所不知者也。若脉来沉细无力，八九十行者，又为气虚下陷，非前法所可治也。

下痢噤口者，胃中湿热之毒，熏蒸清道而上，以致胃口闭寒，不欲饮食。古方仓廪汤，散其内中热毒，非散表也。后以仓连人参汤，频频与之。服之不应者，多主于死。初起胸中不宽，不欲饮食者，胃中有痰有食，非噤口也。

又有血痢者，纯红散血，不与粪杂，故为血痢。若有血又有粪者，谓之便血，非血痢也。此因饮食伤脾，中州郁结，不能摄血，所以血从大孔而下，亦用芩芍调中汤。若脉来细数，胸中如故者，宜用柴胡四物汤，加地榆、乌梅之类，勿以血痢为拘耳。

丹溪云：先水泻而后便脓血者，脾传肾也，为贼邪，治之难愈。先脓血而后水泻者，肾传脾也，为微邪，治之易痊。论虽如此，又当看其轻重。先泻后痢，固为难治。若下痢不甚，岂难治乎？先痢后泻，固为易治，若泻多不止，岂易痊乎？

世有痢兼疟者，当以治痢为主，不必治疟。若疟后变痢，发泄已尽，必无暑热之毒，宜以资生丸调理。其有恣意饮食，酿成痢疾者，又不拘于此例也。

柴胡化滞汤

柴胡　黄芩　甘草　丹参　当归　枳壳　厚朴　山楂　木香　槟榔

柴、芩、甘草，用之以治暑也。枳、朴、山楂，用之以消食也。河间曰：行血则便脓自愈，故用丹参、当归。调气则后重自除，故用木香、槟榔。此方不但初病宜用，即久痢身热者，亦宜用之。《金匮》云：下痢脉反弦，身热汗出者自愈。夫久痢之脉，深入阴分，沉细微弱矣。忽然而转弦脉，全是少阳生发之气。用此逆流挽舟，邪从外散，宁不愈乎？若脉沉细滑，表里无热者，脾气郁结，加藿香一钱，更有殊功。

朴黄丸

大黄四两，酒煮　厚朴二两，姜汁炒

芩芍调中汤

枳壳　厚朴　山楂　黄芩　白芍　丹参　桔梗　槟榔
泽泻

热盛，加酒炒黄连。

芍药健脾汤

山药　扁豆　石斛　葳蕤　沙参　白芍　陈皮　白茯
山楂　神曲　花粉

连芍补中汤

人参　白术　甘草　黄芪　陈皮　升麻　柴胡　白芍
黄连

久痢宜忌当归，以其润下故也。去升、柴，加阿
胶、地榆尤妙。

资生丸

人参三两　白术二两　甘草一两　白茯两半　山楂二两
神曲二两　麦芽两半　陈皮两半　桔梗五钱　山药两半　扁
豆三两　苡仁三两　藿香五钱　芡实两半　泽泻五钱　黄连
三钱五分　白蔻三钱五分

蜜丸弹子大。

理中化滞汤

人参　白术　炮姜　甘草　砂仁　厚朴　藿香

陈皮

寒甚加肉桂。

仓廪汤

人参　白茯　甘草　羌活　独活　柴胡　前胡　川芎
枳壳　桔梗　陈仓米　石莲肉

本方不用人参，服之无效。脉沉者，宜加藿香。

仓连人参汤

黄连_{七钱}　陈仓米_{三钱}　人参_{五钱}

脉洪实者，去人参，名仓连煎。

外治法

用大田螺一枚，捣烂如泥，入麝一厘，纳入脐中，
引热下行，胃即开矣。_{此法曾经试之效捷。}

香连丸

木香_{一两}　黄连_{二两}

〜 泄 泻 〜

泄泻者，胃与大肠之病也。此因饮食不调，脾胃不
能运化，小水并于大肠，故令作泻。脉来沉滑，腹中作
痛，宜用胃苓汤加减，以其积滞在胃，气不宣通，稀粪

旁流故也。若久泻不止，脉沉细缓，按之无力者，是为脾虚，宜用健脾丸、参苓白术散之类，甚则用八味地黄丸，补命门火以生脾土，此不易之法也。但泄泻之病，虚寒者固有，而虚热者亦多。如下多亡阴，津液不足，脉来细数无力，甘温毫不可投，宜用脾肾双补汤。此外又有数症，条分缕析，治之方不误耳。

积泻者，腹痛而泻，泻后痛减，泻去稍宽。偶然而起者，谓之食泻，法当消食分利。若不时举发，定因脾土虚弱，不能运化，以致食停作泻。初起必先消食，方可用补用温。世人概言脾泻，骤用温补者，非也。大约脉实有力，宜用胃苓汤。脉细无力，宜用半消半补。脉之有力为实，无力为虚。

痰泻者，或多或少，或泻或不泻。中焦有痰，饮食入胃，裹结不化，所以作泻。脉滑有热者，宜用枳朴柴陈汤。脉来弦细无力，宜用香砂六君子汤。

火泻者，腹中痛一阵，泻一阵，后去如汤，后重如滞。此因湿在肠胃之中，火在肠胃之外，宜用清热柴苓汤。甚则完谷不化者，火性急速，不及传化故也。

冷泻者，鼻吸风寒之气，口食生冷之物，皆能作泻。此暴病也，宜用香砂理中汤。若久泻之后，脉细皮寒，病涉大虚，宜于前方更加桂、附。若加之以不食，危笃难医。至于完谷不化，初起犹为胃寒，治之可愈，久则胃气已绝，断主于死。

湿泻者，腹中不痛，所泻皆水。辨证精详。或遍身发肿，身热脉数者，病属于阳。分别阴阳不紊。初起宜用分消饮，久以柴苓汤主之。若肢冷脉细，元气大虚，宜用消肿健脾汤，即金匮肾气丸亦宜服也。

又有肺燥作泻者，人所不知，秋伤于燥，内热咳嗽。肺中之火无处可宣，传于大肠，故令作泻。宜用清金润燥汤，润肺兼润其肠，则泄泻自止。若误认脾虚而用温补，非徒无益，又害其肺也。治者详之。

又有脱泻者，水谷皆下，日有百次，不但糟粕泻尽，并肠中所蓄之黄水，俱已竭尽而无余。所以平人时泄黄水，即是脾坏之候，皆主于死，不易治也。

加减胃苓汤

苍术　厚朴　陈皮　甘草　赤茯　猪苓　泽泻　山楂　桔梗

平胃而用苍术，取其雄壮上行，发越脾气。脾气一行，则郁结自开。若单用沉降之药，胃反不能开也。但脉来沉缓者可用，滑数者勿与，以其燥能助火故也。至于猪苓虽能渗湿，脾湿不甚者，服之必伤肾水，不可轻用。若两肋作胀，因于气郁者，宜加香附、青皮之类。

健脾丸

人参二两　白术三两　白茯二两　甘草一两　山药二两

扁豆三两　芡实三两　莲肉二两　泽泻一两　陈皮一两　山楂三两

参苓白术散

人参　白术　白茯　甘草　山药　扁豆　苡仁　桔梗砂仁　莲肉

脾肾双补汤

人参　山药　扁豆　车前子　白茯　白芍　葳蕤菟丝子　杜仲　山萸　白蔻　石斛

枳朴柴陈汤

柴胡　黄芩　半夏　甘草　陈皮　白茯　枳壳　厚朴赤芍

香砂六君子汤

人参　白术　白茯　甘草　陈皮　半夏　砂仁　藿香香附

清热柴苓汤

柴胡　黄芩　半夏　甘草　赤茯　猪苓　泽泻　山栀赤芍

香砂理中汤

人参　白术　炮姜　甘草　香附　砂仁　藿香

滞多加厚朴。

分消饮

羌活　白芷　柴胡　川芎　枳壳　山楂　陈皮　猪苓

泽泻

热盛加山栀、黄芩。

消肿健脾汤

人参　白术　白茯　甘草　车前子　泽泻　厚朴
苡仁　炮姜　附子　陈皮　山药

凡久泻脾虚，以及发肿，俱宜用此。

清金润燥汤

沙参　葳蕤　苡仁　山药　石斛　黄芩　白芍　桔梗
甘草　地骨皮　陈皮　芡实

八仙糕 痢后调理脾胃良方

白术四两　白茯四两　山药八两　扁豆八两　芡实八两
莲肉八两　苡仁四两　老米粉二斤　白糖二斤

四神丸

肉果二两，煨熟，去油　补骨脂四两　五味一两　吴茱萸
水浸，炒，一两

姜煮红枣为丸。补命火益脾肾要剂。

疝 气

夫疝者，痛也。重坠如山，故名曰疝。皆厥阴肝经

之病，与肾经绝无干涉。自《素问》而下，皆以为寒。东垣、丹溪以为先有湿热，又被风寒外束，所以作痛。然疝有多端，不可以湿热尽也。即以湿热言之，初起睾丸肿大，恶寒发热，脉来弦数，不时举发者，奔走劳碌，饮食郁结，水谷之气，陷于至阴，即为湿热，非水谷之外又有湿热也。诸书泛言湿热，而水谷之气毫未言及，所以治之不应。予从《金匮》论中，见其言疝言脚气，以及腿缝生核，胻①肿不消，皆言水谷之气下注，则疝气之由食积明矣。其寒热脉数，全是劳倦伤脾，气道错乱，失其运行常度，郁生寒热诸症，岂尽感于风寒乎？予用柴葛二妙汤，散其劳倦之火，继以柴胡化滞汤，消其食积，不但目前立愈，并疝气之根永除，不复作矣。此古人隐而不发之义，经予一言道破。治疝之法，了无疑义也。又有微寒微热，脉虽洪弦，按之无力者，气虚下陷，与前症迥不相同，宜用橘楝补中汤，其肿自消。以上二症，卵皮虽肿，其色如故。若红肿大痛者，谓之囊痈，热多湿少，血热下注，日久血化为脓，最难调治。初用清肝渗湿汤。七八日后，肿而不溃者，宜用滋阴内托散。已溃之后，全要睾丸悬挂，毒从外散，可保无虞。若囊皮脱落，连及睾丸，法在不治。此

---

①　胻（héng 横）：足胫。

皆疝家常见之症，而亦有不恒见者，条分于左，以备采用。

七 疝 症 治

寒疝者，囊冷如冰，坚硬如石，阴茎不举，或控睾丸而痛。此因坐卧石地，寒月涉水，外感寒湿而然。脉沉细缓者，宜用补中汤，加桂枝、细辛之类。若脉来滑大有力，标寒束其本热也，亦用柴葛二妙汤。若原有疝气，反缩入内，聚于小腹，疼痛异常者，阴寒夹食，积聚不通，宜用蟠葱散。

水疝者，皮色光亮，状如水晶，脉来弦数者，病为阳水，宜用龙胆泻肝汤。恐其肿痛不消，必致作脓。脉沉细缓者，又为阴水，宜用五苓散。

筋疝者，阴茎肿胀，挺纵不收，或有白物如精，随溺而下，得之春方，邪淫所使，龙胆泻肝汤、清肝渗湿汤俱可量用。日久病深，宜用滋阴地黄丸。

血疝者，状如黄瓜。居阴毛之上，俗名便痈者是也。若在腿缝之上，左为鱼口，右为便毒，非血疝也。治之之法，亦照囊痈调理。

气疝者，不痛不痒，但觉肿坠。此因气怒郁于下焦，宜用柴胡平肝汤。日久气虚，亦用橘楝补中汤。其在小儿名为偏坠，得之父精怯弱，强力入房，因而有子，胎中病也，亦用橘楝补中汤。

狐疝者，昼则肿坠，夜则入腹，按之有声，如狐之昼出而夜归也，故名狐疝。治之难愈，橘楝补中汤、八味地黄丸，审而用之。

癫疝者，阴囊胀大如升如斗，俗名沙瘤是也。每见身死之后，疝气全消，可见阴囊之大，全是气虚下陷。苟于未大之前，常服橘楝补中丸，亦可免其渐长。不可误认水肿，妄用针刺。景岳以疝病属气不疏，治宜舒气为主，是创言也。若遇七疝皆属气凝，治以舒气，则凝者散而疝自愈矣。

柴葛二妙汤

柴胡　黄芩　半夏　甘草　干葛　赤芍　苍术　黄柏 枳壳　厚黄　川芎　香附

橘楝补中汤

人参　黄芪　白术　甘草　当归　陈皮　升麻　柴胡 橘核　川楝子　白芍　小茴香

此方虽能升提下陷，气虚甚者，无参则不效。

清肝渗湿汤

当归　川芎　白芍　熟地　柴胡　黄芩　山栀　龙

胆草　花粉　甘草　泽泻　木通

热盛加黄连。治疝气偏坠，肿不可忍附方：槐子一钱，炒黑色，为末，入盐三分，空心黄酒调服。

黄酒调服。

滋阴内托散

当归　川芎　白芍　熟地　黄芪　泽泻　皂角刺穿山甲

又方杏仁_{去皮尖}　茴香各一两　葱白_{焙干五钱}

共为末，每服五钱，黄酒调服，嚼核桃肉咽下。

蟠葱散_{散寒利气之主方}

苍术　三棱　砂仁　丁香　肉桂　炮姜　玄胡　白茯甘草　葱白

八角茴香丸

山楂　枳实　大茴　吴萸　荔枝核

龙胆泻肝汤

龙胆草　连翘　生地　黄芩　黄连　山栀　归尾甘草　泽泻　车前子　木通　大黄

柴胡平肝汤

柴胡　黄芩　半夏　甘草　白芍　川芎　香附

脚　气

　　脚气者，腿足肿痛也。腿足之下，乃肝脾肾三阴所主。三阴之脉，起于足之中指。若当风洗足，或汗出风吹，风邪客之，上动于气，故名脚气。初起不觉，因他病乃成，即如腿足红肿，恶寒发热，脉浮弦数者。素有风湿，又遇奔走劳役，饮食郁结，水谷之气陷于至阴，故成此症。宜用柴葛二妙汤，散去表邪，再用宽中化滞之剂，自无不痊。大便不通者，法当下之。至于白肿不红者，其候有寒湿、风湿、湿痰之分。寒湿脉沉细缓，多因坐卧湿地，寒月涉水，湿邪在表，未郁为热，宜用补中汤加桂枝、独活之类。日久寒郁为热，不可以寒湿论也。风湿脉浮弦细，微微带数，风伤气分，未入于荣，所以白而不红，治以发散为主，不宜天凉，当用疏风胜湿汤。若夫脉来弦数，白肿不红者，此属湿痰，宜用柴陈四妙之类，不可以湿治也。

　　又有干脚气者，不肿不红，但骨内酸痛。其候有轻重之殊。轻者痛而不甚，脉浮弦细，微微带数，亦用疏风胜湿汤。重者恶寒发热，脉浮弦急，痛而难忍，亦因

水谷之气下陷，宜用柴葛二妙汤。余邪不解，可用除湿
养荣之剂。外有脚丫出水，虽由湿热所使，亦必有风。
当以养血除湿为主，少佐以防风、独活，方为尽致。至
若足跟作痛，多属阴虚，用六味丸，加苡仁、木瓜、杜
仲、五加皮之类，斯得之矣。

柴葛二妙汤

柴胡　黄芩　半夏　甘草　赤芍　干葛　苍术　黄柏
厚朴　山楂　木瓜　槟榔

此即疝气门去川芎、香附，加木瓜、槟榔是也。

疏风胜湿汤

紫苏　干葛　柴胡　川芎　陈皮　半夏　前胡　苡仁
木瓜　续断　枳壳　香附　黄芩

柴陈四妙汤

柴胡　黄芩　半夏　甘草　陈皮　白茯　苍术　黄柏
防风　金银花　贝母　花粉　山栀

除湿养荣汤

当归　川芎　白芍　熟地　黄芩　知母　木瓜　苡仁
续断　五加皮　牛膝　杜仲　车前子　独活　防风
秦艽

～ 痿 症 ～

　　痿者，足痛不能行也。凡人壮岁之时，气血未衰，或年及五旬，形体不甚瘦弱者，多因湿热伤脾，不能束骨，未可即以痿论也。盖热伤其血，则大筋为之软短；热伤其筋，则小筋为之弛长。所以机关不利，宜用滋筋养荣汤；脉沉细缓者，宜用独活寄生汤。至于年过五十，形体怯弱者，此属痿症无疑。《内经》曰：肺热叶焦，五脏因而受之，发为痿躄。又谓治痿必主阳明，盖言阳明胃土，为诸筋之宗。肾水不足，不能上制心火，火来刑金，无以平木，肝邪得以克贼脾土，而痿症作矣。治当补肾水之虚，泻心火之亢，使肺金清而肝木有制，脾自不伤也。大凡初起身热，脉来洪数，腿痛甚而难忍者，心火流于下焦。《内经》所谓阳精所降，其人夭者是也。宜用六味地黄汤，加犀角、牛膝、木瓜、麦冬之类。若脉来细数，痛而不甚者，宜用加味地黄汤，肥甘厚味，辛热烟酒，概不可尝，恐助肺家之火，痛愈甚也。然痿症固属肺热，若阳明气虚，宗筋失养，亦令足痿。宜用加味八物汤。至于先天命门火衰，又宜大造地黄丸之类，不可拘于一法也。

滋筋养荣汤

当归　川芎　白芍　熟地　续断　杜仲　牛膝　木瓜
苡仁　车前　五加皮　麦冬　石斛　独活　秦皮

独活寄生汤

独活　细辛　当归　防风　杜仲　桑寄生　川芎
熟地　桂枝　甘草　秦艽　牛膝　白茯　人参

加味八物汤

人参　白术　白茯　甘草　当归　川芎　白芍　熟地
阿胶　续断　天冬　杜仲　山萸　枸杞　五味　黄芪